DU

SCOTOME SCINTILLANT

OU

AMAUROSE PARTIÈLLE TEMPORAIRE

PAR

E. DIANOUX,

Docteur en médecine de la Faculté de Paris,
Interne des hôpitaux de Paris,
Ancien interne lauréat des hôpitaux de Nantes,
Membre correspondant de la Société anatomique.

PARIS

ADRIEN DELAHAYE, LIBRAIRE-ÉDITEUR

Place de l'Ecole-de-Médecine.

1875

DU
SCOTOME SCINTILLANT

OU

AMAUROSE PARTIELLE TEMPORAIRE

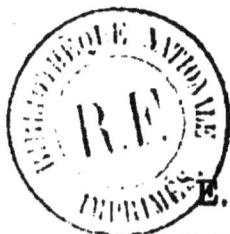

PAR

E. DIANOUX,

Docteur en médecine de la Faculté de Paris,
Interne des hôpitaux de Paris,
Ancien interne lauréat des hôpitaux de Nantes,
Membre correspondant de la Société anatomique.

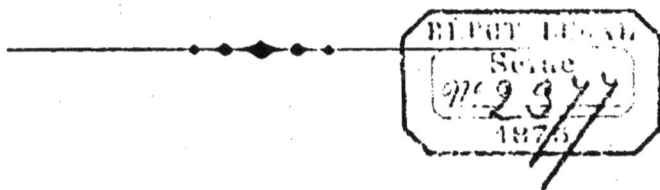

PARIS

ADRIEN DELAHAYE, LIBRAIRE-ÉDITEUR

Place de l'École-de-Médecine.

—

1875

DU

SCOTOME SCINTILLANT

OU

AMAUROSE PARTIELLE TEMPORAIRE

INTRODUCTION.

Les auteurs qui ont étudié l'amaurose temporaire se sont toujours placés à un point de vue trop exclusif : les uns, médecins spécialistes, ont très-bien décrit l'attaque elle-même, mais se sont peu préoccupés de ses causes, de sa nature, de ses rapports avec une affection générale ; les autres, étrangers à l'ophthalmologie, rencontrant le phénomène associé à une affection plus générale, ne l'ont envisagé que dans ses rapports avec cette affection, et l'ont méconnu comme entité morbide. En outre, les écrits des premiers sont demeurés lettres mortes pour les seconds et réciproquement, si bien qu'au congrès d'Heildelberg, Forster, en 1867, en était encore à admettre une certaine analogie entre l'hémiopie temporaire et la migraine, alors que, depuis plus de trente ans, Piorry avait décrit la migraine ophthalmique dont l'amaurose temporaire était pour lui le caractère principal. D'autre part, les descriptions de Airy, Listing, Bulte, Forster, Testelin, paraissent complètement inconnues aux auteurs de l'article Migraine du *Dictionnaire encyclopédique des sciences médicales* qui ne citent que Piorry.

Des recherches ainsi faites à deux points de vue différents par des voies parallèles ne pouvaient conduire à une vue d'ensemble de l'affection. Aussi ne trouve-t-on nulle part, à notre connaissance, une étude complète de l'amaurose temporaire. Combien y a-t-il d'affections de ce genre tenant à l'oculistique par certains points, à la médecine commune par d'autres, pour lesquelles il en est de même, grâce à l'ignorance à peu près complète de la généralité des médecins en matière d'ophthalmologie et de l'exclusivisme étroit de beaucoup de spécialistes !

L'affection qui fait le sujet de ce travail me serait sans doute demeurée inconnue, noyée au milieu de tous ces phénomènes subjectifs désignés sous la dénomination banale d'éblouissements, photopsies. . . . . . si je n'en avais moi-même éprouvé trois attaques. Le désir bien légitime de m'éclairer sur la nature des accidents dont j'avais été atteint me fit faire des recherches ; j'interrogeai dans le même but un grand nombre de malades, tant dans mon service d'hôpital que dans les cliniques de mes maîtres en ophthalmologie, MM. de Wecker et Abadie. Je recueillis ainsi un certain nombre d'observations, le hasard m'en fournit d'autres. Ce sont les résultats de ces recherches et de ces observations que j'ai réunis ici, heureux si j'ai pu réussir à élucider ce point de pathologie, et à attribuer à l'affection sa nature véritable.

HISTORIQUE.

La plupart des renseignements que nous possédons sur cette affection nous ont été fournis par des médecins ou des hommes de science qui y étaient sujets. Aussi trouvons-nous dans la science beaucoup plus d'observations isolées que de travaux proprement dits. Peu d'accord sur la nature de l'affection, les auteurs ne l'ont pas été davantage sur la dénomination à lui donner. On l'a successivement décrite sous les noms d'hémiopie, hémiopie passagère, amaurose partielle temporaire, irisalgie, scotome scintillant. Aucun de ces noms ne remplit absolument le but, parce qu'aucun n'est suffisamment compréhensif. Le terme d'amaurose partielle temporaire est un peu vague, celui de scotome scintillant, bien qu'il ne soit pas applicable à tous les cas, est cependant celui qui rend le mieux les caractères spéciaux de l'affection.

Bien que Vater, dans une dissertation latine à Vittemberg en 1733, ait rapporté trois cas d'hémiopie de peu de durée, que Demours en ait signalé un également, c'est Wollaston qui peut être considéré comme le premier auteur ayant bien décrit l'hémiopie, dont il avait eu deux attaques (1). Son travail fut le point de départ d'observations nouvelles ; Arago (2) le traduisit et y ajouta sa propre observation, mais n'ayant eu d'autre but que d'attirer l'attention des astronomes sur une cause d'erreur, il laissa complètement de côté la question physiologique.

(1) Philosophical transactions, 1824.
(2) Annales de chimie, t. XXII, p. 109, 1824.

Pravaz (1) ajouta seulement quelques faits nouveaux.

M. Piorry (2), qui paraît avoir ignoré ces publications, décrivit le premier le scintillement d'une façon exacte, mais il ne vit là qu'un trouble sensoriel prodromique de la migraine dite par lui ophthalmique ou irisalgie, et méconnut l'affection comme entité morbide. Sa description, en outre, ne s'adapte qu'à une certaine forme.

J. Pelletan (3) se borne à rapporter la description de Piorry en y ajoutant quelques considérations secondaires.

Tyrrell, en 1841 (4), décrit l'hémiopie comme une amaurose fonctionnelle due à un trouble général, les cas qu'il rapporte se rattachent à la migraine ophthalmique de Piorry.

Sir David Brewster (5), assez sujet lui-même à l'hémiopie, chercha à s'assurer de la condition optique de la rétine pendant qu'elle est sous l'influence de l'attaque et à déterminer la nature de l'affection, nous aurons plus loin à discuter les conclusions qu'il formula.

Airy, en 1865 (6), fréquemment atteint, lui aussi, d'amaurose temporaire, ajoute aux descriptions de Wollaston et de Brewster des détails que nous reproduisons.

En 1866, M. Testelin, dans le supplément au *Traité des maladies des yeux*, de Mackenzie, donne, à la suite du résumé des travaux précédents, trois observations inédites.

L'année suivante, dans les *Klinische Monatsblatter* de

(1) Archives de médecine. 2e série, t. VIII, p. 59, 1825.

(2) Piorry. Mémoire sur la migraine, 1831, et Traité de médecine pratique, t. VIII, p. 75.

(3) Coup d'œil sur la migraine.

(4) Cyclopedia of practical surgery, 1841.

(5) Philosophical Magazine, 1865, June, p. 503.

(6) Id. July, 1865.

Zehender, le même auteur publiait une Notice sur
l'hémiopie (1), et MM. Listing et Rueto, leur propre observation. La même année, à la Société d'ophthalmologie d'Heidelberg, M. Forster donnait une excellente description de la dernière attaque qu'il avait éprouvée, et
soulevait sur ce sujet une intéressante discussion.

En 1873, dans un long et intéressant travail sur la migraine, M. Liveing rappelle les observations de Piorry,
Parry, Fothergill, Airy, Wollaston, etc., et y ajoute plusieurs observations personnelles ; les différentes variétés
du scotome scintillant y sont bien décrites ; mais l'auteur,
ne traitant pour ainsi dire qu'accessoirement des troubles
visuels, ne les envisage que comme une phase de l'accès de migraine, à l'exemple de Piorry, à la description
duquel il a, du reste, fort peu ajouté.

L'explication physiologique des troubles visuels, d on
il place le point de départ dans les ganglions sensoriels
du cerveau, laisse aussi beaucoup à désirer.

En dehors de ces travaux, nous ne trouvons que fort
peu de renseignements dans les *Traités classiques des maladies des yeux*, de MM. de Wecker, Galezowski, etc.

Je puis même ajouter que plusieurs ophthalmologistes
très-distingués ignorent tout à fait cette affection.

SYMPTÔMES.

Bien qu'au fond toujours identique à elle-même, l'a-
maurose partielle temporaire présente chez les différents
individus une variété de détails telle, qu'une description
dogmatique ne saurait qu'être un peu artificielle. Cela se

(1) Il m'a été à mon grand regret impossible de me procurer cette
notice.

comprend facilement, quand il s'agit de phénomènes subjectifs qu'on ne peut traduire qu'au moyen de figures et de comparaisons dont l'imagination du malade fait tous les frais.

C'est pour cette raison qu'il m'a paru préférable de donner les principales descriptions des auteurs, de rapporter une série d'observations pour montrer ainsi les divers types sous lesquels peut se présenter l'affection ; je chercherai ensuite à grouper les caractères les plus constants qui se dégageront d'eux-mêmes pour tracer un tableau d'ensemble.

Pour donner de suite une idée générale de l'affection, je ne saurais mieux faire que de décrire la première attaque que j'ai éprouvée :

Un matin, vers les premiers jours du mois de septembre 1871, je venais de me mettre à table, lorsque je remarquai que je ne voyais pas très-distinctement ; une sorte de nuage voilait les objets dans une petite partie de la moitié inférieure du champ visuel droit ; peu à peu ce nuage s'étendit, en s'élevant de plus en plus vers la partie supérieure du champ visuel, dont il ne tarda pas à occuper toute la moitié droite : au point de fixation, je pouvais cependant encore distinguer assez nettement les objets.

En fermant l'œil droit, je constatai qu'il existait dans le champ visuel gauche une lacune parfaitement semblable et à la même place. Dans la partie gauche du champ visuel commun, la vision restait nette.

Le scotome revêtait ainsi la forme hémiopique, mais le bord tourné vers le point de fixation avait une forme concave.

Ces phénomènes avaient mis environ cinq minutes à

s'accomplir; alors apparut le scintillement. Dans les points qui étaient devenus aveugles les premiers, c'est-à-dire en bas et à droite, je vis apparaître deux ou trois petites flammes que je ne puis mieux comparer qu'à la flamme de l'alcool brûlant dans une chambre obscure. Ces flammes augmentèrent de nombre et se disposèrent rapidement en une sorte d'arche, dont le bord interne concave présentait des dentelures qui vibraient fortement. Cette arche alla s'agrandissant, tout en se rapprochant du point de fixation.

Une seconde, puis une troisième arche se superposèrent à la première, et bientôt toute la partie du champ visuel qui s'était d'abord obscurcie, fut envahie par le flamboiement. Les phénomènes ne s'arrêtèrent pas là; bientôt, en effet, les demi-cercles lumineux dépassèrent la ligne médiane et envahirent tout le champ visuel, les petites flammes tremblottaient vivement et présentaient un éclat incomparable, surtout dans l'obscurité ou lorsque les paupières étaient fermées, leur coloration rappelait exactement celle de l'éclair.

A ce moment, il m'était impossible de rien distinguer, j'étais littéralement aveugle.

Je m'étais jeté sur un lit, assez inquiet, je l'avoue, lorsque, m'étant placé par hasard la tête sur le rebord du lit, dans une position plus déclive que le reste du corps, je vis le scintillement diminuer rapidement; les flammes gagnèrent le bord supérieur du champ visuel, et tout disparut dans l'espace de quelques secondes; la vue s'était complètement rétablie, et je pus me convaincre en prenant un livre que mon acuité visuelle était redevenue ce qu'elle était avant.

Je n'éprouvai à aucun moment, ni vertige, ni céphalalgie, ni douleur d'aucune sorte, j'avais pu analyser avec une entière liberté d'esprit les diverses phases de cette attaque, dont la durée totale fut d'environ quinze minutes, les phénomènes étaient donc demeurés étroitement limités à l'appareil oculaire.

Quelques mois après, j'éprouvai une seconde attaque; le début me fut annoncé par la difficulté avec laquelle je distinguais le bord du chapeau de quelqu'un qui marchait devant moi dans la rue.

L'affection suivit exactement la même marche que la première fois, mais resta limitée au côté droit du champ visuel des deux yeux; aussi me fut-il possible de faire à pied sans trop de peine près de 1 kilomètre. Lorsque j'arrivai chez moi, le scintillement avait atteint toute son intensité. Instruit par l'expérience de ma première attaque, je me hâtai d'avaler un peu de vin et de me mettre sur un lit la tête très-basse. Le scintillement disparut comme la première fois.

La troisième attaque survint quelques semaines après, cette fois pendant une conférence de l'Internat; elle différa un peu des deux premières, en ce sens que le scotome se limita presque entièrement à l'œil droit, à peine y eut-il un obscurcissement léger de la vision à gauche, sans scintillement. Au moment où, au plus fort de l'attaque, je sortis de la salle, l'air frais me frappa le visage et tout disparut subitement.

Pas plus que les fois précédentes, je n'éprouvai de mal de tête, ni d'autres symptômes de congestion ou d'anémie cérébrale.

Plus de trois ans se sont écoulés depuis lors, et je n'ai pas ressenti de nouvelle attaque; parfois j'ai éprouvé à la suite de veilles ou de troubles gastriques, en même temps que quelques douleurs névralgiques passagères, la sensation d'étincelles brillantes et instantanées, mais tout s'est borné-là.

J'ajouterai que ma vue est demeurée excellente, et que mes yeux, examinés à plusieurs reprises à l'ophthalmoscope, n'offrent aucune lésion pathologique.

Forster, dans une communication orale à la Société ophthalmologique d'Heildelberg, en 1859, rapporta sa propre observation.

Cette observation offre, avec la mienne, d'étroites ressemblances..., seulement chez lui, comme c'est d'ailleurs la coutume, le scotome n'envahit pas tout le champ visuel. Je lui emprunte quelques détails que je n'ai pas pu constater sur moi-même.

«... L'attaque survint, dit-il, pendant une lecture... Le scotome débuta près du point de fixation, à gauche et au-dessus de ce point, à cet endroit quelques lettres manquaient. La lettre fixée ainsi que tout le reste de la ligne était distincte...., la partie obscurcie progressa et prit une forme semi-lunaire, son bord concave, peu distinct, était tourné du côté du point de fixation dont il était distant d'environ 10°, son bord convexe, regardant à gauche, scintillait vivement et était séparé par des contours nettement tranchés de la partie intacte du champ visuel.

« Au bout de quinze minutes, le scintillement avait gagné la région de la limite gauche du champ visuel commun, l'arche continuant à se porter à gauche, le scintillement disparut bientôt de l'œil droit pour ne plus se voir que du gauche..., le bord scintillant du scotome dépassa finalement la périphérie du champ visuel, et alors tout

le phénomène disparut; il avait duré en tout de vingt-
cinq à trente minutes.

« La partie obscure, ajoute Forster, apparaît sous
forme d'un îlôt..., elle change de place, s'agrandit, son
bord, du côté vers lequel elle se porte, devient scintillant
et l'obscurité s'étend sur un espace plus ou moins considérable à la périphérie du champ visuel. Je n'ai jamais
observé d'hémiopie dans le sens rigoureux du mot... La
cécité, là où elle existe, est complète..., le bord scintillant
tremble fortement et, à ce niveau, les lettres des différentes lignes qui se correspondent, semblent se rappro-
cher les unes des autres... Quand le tremblement a cessé,
le phénomène ne se dissipe pas tout entier : la partie du
champ visuel où le scintillement a apparu en dernier
lieu, reste un peu obscure pendant un instant. »

Chez Forster, l'attaque était suivie de migraine. Nous
verrons plus loin qu'il en est souvent ainsi.

Ruete décrit le scotome scintillant de la façon suivante :
« On voit apparaître dans le champ visuel une sorte
d'arche formée de lignes lumineuses en zig-zag, dont le
contre correspond à peu près à la tache de marcotte. »

L'astronome Airy (1) rapporte également sa propre
observation, elle diffère en plusieurs points secondaires
des précédentes.

« Je découvre, dit-il, le début de l'attaque par ce symptôme qu'un objet que je suis à regarder fixement devient
un peu indistinct. Je m'aperçois très-promptement que
la légère confusion est produite par de courtes lignes qui
croisent l'image et changent de direction et de place. Au
bout de peu de temps, la maladie revêt son type nor-

(1) Philosophical Magazine, July 1865.

mal... Les zig-zags lumineux ressemblent presque à ceux des ornements d'une arche normande. Ceux situés à l'une des extrémités sont beaucoup plus profonds que ceux de l'autre. Leur arrangement relatif ne varie pas pendant l'agrandissement de l'arche, mais ils tremblent fortement. Ce tremblement est plus fort là où les zig-zags sont plus profonds. Il y a une légère teinte écarlate sur l'un des bords. A mesure que l'arche grandit, la vision devient distincte dans le centre du champ visuel; l'extrémité de l'arche qui tremble fortement, s'élève en même temps qu'elle passe à gauche, et finalement dépasse le champ visuel, tout le phénomène disparaît alors.

« La durée de ce dérangement oculaire est d'ordinaire chez moi de vingt à trente minutes, mais chez un de mes amis, il dure quelquefois plus longtemps. Habituellement, une fois qu'il est terminé, je n'éprouve pas d'autre incommodité; mais chez mes amis il est suivi d'une céphalalgie accablante.

« On a remarqué, dans un cas, que la marche de la personne affectée était sensiblement déviée d'un côté. Moi-même, dans une de mes attaques qui survint pendant que je causais avec une de mes connaissances dans une voiture de chemin de fer, je m'aperçus avec douleur que je ne parlais plus avec ma facilité ordinaire, la mémoire me fit tellement défaut, que je ne savais plus ni ce que je disais, ni ce que j'essayais de dire, et peut-être ai-je prononcé des paroles incohérentes.

« Je ne doute nullement que le siége de l'affection ne soit le cerveau, et que l'affection oculaire ne soit qu'un symptôme secondaire. »

Sir David Brewster (1) fait, à propos de l'obscurcissement initial, une remarque fort juste, du moins d'après ce que j'ai observé. « Dans les cas d'hémiopsie, comme je l'ai observé sur moi-même, il n'y a ni ténèbres, ni obscurité, les portions de papier d'où les lettres disparaissent, sont aussi brillantes que celles où elles sont encore visibles, c'est là un état fort remarquable de la rétine, en même temps qu'elle reste sensible aux impressions lumineuses, elle devient insensible aux ombres des images extérieures. »

Pour Brewster, l'affection a son siége dans l'œil et non dans le cerveau.

L'observation suivante, que je dois à l'obligeance du Dr B..., est remarquable par l'exposé et l'interprétation des phénomènes.

OBSERVATION II (personnelle). Vous m'avez demandé de vous faire la description des phénomènes singuliers d'un scotome brillant et transitoire, dont je vous entretenais, il y a quelque temps; afin, disiez-vous, de joindre ma note à celles que vous recueilliez dans l'intention de faire un travail sur les causes, la nature et le traitement de ce trouble fonctionnel qui n'a qu'une durée de quelques instants, est tout à fait périodique et peu connu. Je vais tâcher de répondre à votre attente. C'est au mois d'août de 1851, que survint ma première attaque; j'étais accoudé à la fenêtre, lorsque tout à coup, sans aucun signe précurseur, je fus surpris de ne plus voir distinctement, de ne plus pouvoir lire d'un trait l'enseigne qui me faisait vis-à-vis. J'ai éprouvé la même difficulté en jetant les yeux dans un livre. Je voyais clairement quelques lettres dans le champ visuel de *gauche*; à *droite*, les lettres étaient voilées. Le tout était accompagné d'une double zigzag lumineux, en forme de demi-cercle très-fatigant, siégeant dans l'angle externe de l'œil droit, et dans l'œil interne de l'œil gauche. Je n'ai pas eu le temps d'être bien inquiet sur l'atteinte portée si brusquement à ma fonction visuelle. A peine avais-je fini de varier les épreuves, afin de m'as-

(1) Philosophical Magazine, June, 1865.

surer de la réalité du phénomène, que l'intégrité de cette fonction me revenait spontanément et toute entière. Je n'ai pas souvenir d'avoir été pris de symptômes semblables jusqu'en 1868. Mais de 1868 au 30 septembre 1874, date du dernier accès, j'ai éprouvé assez souvent (une fois par mois en moyenne, mais irrégulièrement), semblables phénomènes d'apparence hémiopique. Chaque attaque ne durait guère moins de vingt à vingt-cinq minutes. C'était d'abord un nuage léger placé devant les objets visés, masquant leur netteté; puis une moitié s'éclaircissait, tandis que l'autre restait trouble, obscurcie. Cette invisibilité relative des objets ne tardait pas à être accompagnée de phénomènes lumineux particuliers. Pour en faire comprendre l'éclat, l'étendue et la forme, je disais qu'il me semblait voir tournoyer à l'angle externe de l'œil droit, et à l'angle interne de l'œil gauche, une lame brillante et colorée des feux de l'arc-en-ciel. Je les ai encore comparés au scintillement que l'on provoque quand on veut reproduire le phénomène dit de l'arbre vasculaire de Purkinge. Ce scintillement se fait en zigzag et a la forme d'un croissant qui emboîte l'angle externe de l'œil droit et l'angle interne de l'œil gauche. Pendant la durée du tremblement lumineux, qui ne s'accompagne pas, je le répète, d'une hémiopie dans le sens absolu du mot, mais qui rend la vue des objets très-difficile, la lecture et l'écriture sont presque impossibles.

Le scintillement lumineux siégeant, comme je l'ai dit, dans le champ visuel externe de l'œil droit et interne de l'œil gauche, serait une preuve nouvelle, si elle était nécessaire, du mode connu de décussation des nerfs optiques avant leur l'entrée dans les globes oculaires.

Ce trouble fonctionnel est si peu connu, qu'en 1872, ayant interrogé plusieurs ophthalmologistes en renom sur les symptômes amaurotiques passagers que j'avais éprouvés, aucun n'a pu donner satisfaction à ma préoccupation bien légitime. Un d'eux, cependant, m'a répondu que le phénomène, à cause du scintillement, devait avoir pour siége la rétine, et était de la nature des névroses. Je partage tout à fait cette manière de voir ; ce trouble fonctionnel, en raison de la périodicité, est dû non à une lésion matérielle, mais à une pertubation de l'innervation, plutôt centrale que périphérique, à cause du phénomène lumineux observé sur les deux moitiés latérales gauches des deux rétines, épanouissement de la bandelette optique gauche après l'entrecroisement.

L'attaque ne m'est annoncée par rien et ne s'accompagne

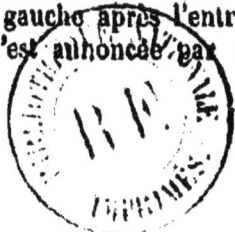

d'aucuns symptômes généraux. Elle laisse quelquefois, après sa disparition, un peu de céphalalgie; mais ce malaise n'est pas constant. J'ai eu plusieurs fois deux accès qui se sont succédé à une demi-heure d'intervalle.

L'attaque a lieu aussi bien pendant le travail que pendant le repos ou la promenade. La dernière est arrivée dans la nuit du 29 au 30 septembre 1874, à deux heures du matin, et a duré trente minutes.

J'ai pris l'antipériodique par excellence (sulfate de quinine), sans diminuer les accès. Etant profondément anémique, je prends chaque jour des pilules de fer et de quinquina, du vin de quinquina; sans compter un régime alimentaire approprié.

Les accès sont peut-être moins nombreux dans un espace de temps donné; cependant les deux derniers n'ont été séparés l'un de l'autre que par une trentaine de jour. Il ne faudrait pourtant pas croire que l'anémie soit une cause exclusive de cette névrose; des personnes bien portantes et pléthoriques m'ont affirmé être quelquefois moins souvent que moi, il est vrai, tourmentées par les mêmes symptômes amaurotiques passagers.

Les observations suivantes sont fort analogues relativement à la physionomie de l'attaque.

OBSERVATION III (personnelle). Eléonore Dargent, 23 ans, lingère, entre, le 24 mai, à la salle Saint-Joseph (Hôtel-Dieu), lit n° 16, le 24 mai 1874.

Mariée à l'âge de 16 ans; a eu deux enfants; depuis deux ans, ses règles se sont supprimées. Pertes blanches abondantes; métrite chronique. Depuis plusieurs mois hémoptysies répétées. Phénomènes douteux de tuberculose pulmonaire. Attaques hystériques fréquentes et se prolongeant fort longtemps.

Depuis trois ans, elle est sujette à des attaques d'amaurose temporaire qui reviennent au moins une fois, plus souvent deux dans l'après-midi.

L'hémiopie apparaît à la partie externe et droite du champ visuel, de telle sorte que pendant la lecture la moitié de la page est recouverte par un nuage épais, tandis que les caractères restent distincts dans la moitié gauche. Les deux yeux sont pris simultanément; au bout de trois minutes environ survient le scintillement qui apparaît dans les points d'abord obscurcis, et présente un éclat variable avec l'intensité de l'attaque. La durée totale des phénomènes varie entre cinq et quinze minutes. La vision se rétablit de suite.

La malade est tellement habituée à ces attaques, qu'elle n'y prend plus garde. Elle se borne à se mettre la tête sur les mains pendant la durée de l'accès et reprend ensuite ses occupations. Fréquemment il survient de la céphalalgie.

La vue est bonne, les yeux assez myopes, mais l'ophthalmoscope fait voir un fond d'œil parfaitement sain, à part un léger staphylôme postérieur bien limité.

OBSERVATION IV (personnelle). Alexandrine R....., 27 ans, bonne santé habituelle. Menstruation régulière, mais très-douloureuse ; migraines et névralgies passagères fréquentes. Pas d'hystérie. Opérée d'un staphylôme de l'œil gauche, il y a trois ans, par M. Galezowski, porte un œil artificiel. Depuis dix mois environ elle est sujette à des attaques d'amaurose temporaire qui reviennent à des intervalles variables, particulièrement aux époques menstruelles, mais surtout lorsqu'elle retarde par trop l'heure de son déjeuner. L'attaque précédée d'un sentiment de malaise débute par un scotome central ou à peu près qui s'agrandit surtout par en haut; le scintillement apparaît au bout de trois à quatre minutes, se dispose en forme d'arche et acquiert un éclat très-vif. La durée de l'attaque varie de cinq à vingt minutes. L'intensité varie également, jamais la partie inférieure du champ visuel n'est atteinte, de sorte que la vision est toujours partiellement conservée; en outre, lors-que les phénomènes n'acquièrent pas une grande intensité, il est encore possible à la malade d'apercevoir les gros objets à travers le scintillement. La position déclive de la tête et l'ingestion d'un verre de vin diminuent notablement la durée de l'attaque qui est souvent suivie de céphalalgie frontale. Une particularité intéressante à noter, c'est que la malade n'a jamais de sensations lumineuses dans l'œil opéré, bien que de ce côté la sensibilité de la rétine explorée au moyen des phosphènes paraisse conservée.

La malade est légèrement myope, son acuité visuelle est parfaite. Rien à l'ophthalmoscope.

Un traitement général tonique a fait disparaître l'affection à plusieurs reprises, mais elle revient dès que le traitement est abandonné, ce qui arrive fréquemment.

L'importance d'un diagnostic exact, dans le cas actuel,

n'a pas besoin d'être démontrée. J'aurai à revenir plus loin sur cette observation précieuse.

Obs. V (personnelle). — Mon ami et collègue M. F..... est sujet depuis quatre ans à des attaques de scotome scintillant, revenant cinq ou six fois par an, surtout vers l'époque du concours, à la suite de veilles et de travaux prolongés, et s'accompagnant de migraine. Voici les détails qu'il a bien voulu me communiquer sur la forme et la marche de l'accès. Il n'y a jamais qu'un œil d'atteint à la fois, l'un ou l'autre indifféremment. Le début a lieu par un obscurcissement du champ visuel vers l'extrémité droite du diamètre horizontal. Bientôt apparait dans ces mêmes parties une arche lumineuse tournant rapidement. Sur cette portion du cercle rouge, de petites flammes brillantes et scintillantes oscillent fortement. M. F..... a parfaitement observé, en fixant le cadran d'une montre, que le scotome masquait une partie des chiffres situés à droite et grandissait peu à peu en se portant de droite à gauche et de bas en haut, le cercle lumineux se développait parallèlement. Au bout de trois quarts d'heure à une heure, il devenait impossible de déchiffrer les chiffres, le scintillement avait envahi tout le champ visuel et le cercle tournait rapidement de droite à gauche. La vision demeurait ainsi abolie pendant un quart d'heure environ, puis les troubles visuels disparaissaient peu à peu en repassant par les mêmes phases qu'ils avaient parcourues pour atteindre leur apogée. L'attaque avait ainsi une durée totale d'une heure un quart à une heure et demie. Elle était suivie de céphalalgie hémicranienne du côté opposé. La lecture demeurait toujours possible de l'œil non atteint.

Toutes les attaques ont présenté une ressemblance complète. L'acuité visuel est parfaite. M. F..... est myope et porte des verres n° 9. Depuis longtemps sa santé générale, en dehors de quelques douleurs névralgiques, est excellente.

M. Sichel a constaté dans ses yeux l'existence d'un staphylome postérieur. Aucune autre lésion.

Obs. VI (personnelle). — M. G...., âgé de 20 ans, vint un soir du mois de juillet de l'année dernière à l'Hôtel-Dieu voir l'un de nous. Nous étions réunis à la salle de garde, il nous raconta qu'il venait d'éprouver des troubles visuels qui ne laissaient pas que de l'inquiéter un peu. Après avoir travaillé beaucoup toute la journée, par une température étouffante et pendant un violent orage, il vit subitement devant ses yeux une série d'ondes lumineuses vibrant très-rapidement et traversées par instant par des éclairs plus brillants. Cette première attaque ne dura que quelques secondes et M. G..... reprit son travail. Environ une heure après le même fait se reproduisit, mais plus prolongé et plus violent, M. G..... eut le temps de se renverser sur le dossier de sa chaise et de se passer à diverses reprises la main sur les yeux avant de voir cesser cette succession d'ondes brillantes et d'éclairs ; le phénomène se dissipa aussi bien moins vite. Quand la perception des objets redevint possible, la vue était trouble et de temps à autre quelques points brillants ou obscurs entourés d'une auréole brillante apparaissaient encore.

À cette description, il me fut facile de reconnaître une attaque de scotome scintillant, je fis à M. G..... la description d'une attaque typique et il s'empressa d'en confirmer l'étroite ressemblance avec ce qu'il avait éprouvé.

J'ai su récemment que l'attaque ne s'était jamais reproduite.

Obs. VII (personnelle). — Louis Badel, 44 ans, cordonnier, entre le 3 octobre 1874 à l'Hôtel-Dieu, salle Saint-Bernard, lit n° 5, atteint de maladie de Bright datant de trois ans. Depuis le début de cette affection, le malade est fréquemment atteint d'amaurose temporaire, les attaques reviennent environ tous les quinze jours, toujours semblables les unes aux autres. Sans vertige, ni aucun autre phénomène d'anémie ou de congestion cérébrale, il a la sensation d'un brouillard qui s'étend sur une partie du champ visuel des deux yeux, bientôt il voit quelques étoiles colorées qui descendent lentement au milieu du champ visuel, augmentent rapidement de nombre jusqu'à simuler une véritable pluie de feu, une gerbe d'étincelles et de zig-zags multicolores qui tremblent vivement. Le malade se place alors la tête entre les mains dans une position déclive, il demeure ainsi quatre à cinq minutes et les phénomènes disparaissent peu à peu. Ordinairement il survient consécutivement un peu de pesanteur de tête.

Emmétropie. Acuité visuelle parfaite. Rien à l'ophthalmoscope.

Dans quelques cas, l'hémiopie est non pas verticale, mais transversale ou horizontale, et alors c'est ou bien la moitié supérieure de l'objet fixé qui devient invisible, ou bien la moitié inférieure.

Obs VIII (personnelle). — Marie Rivaux, 25 ans, entre le 14 août 1874, à l'Hôtel-Dieu, salle Saint-Joseph, lit n° 14. Amenorrhée. Craquements humides sous la clavicule droite. Caverne au sommet gauche. Diarrhée persistante, etc. Attaques d'hystérie fréquentes.

Depuis cinq mois est sujette à des attaques d'hémiopie, revenant tous les deux jours à des moments indéterminés, mais de préférence après les repas.

Elle a remarqué que lorsque l'attaque survenait pendant une lecture la moitié inférieure des lettres, dans le sens horizontal, disparaissait, toute la moitié inférieure du champ visuel devenait obscure; bientôt elle apercevait de petites flammes tremblantes, blanches d'abord et qui ensuite se coloraient diversement; ces flammes apparaissaient toujours en premier lieu dans la partie inféro-externe du champ visuel pour en occuper bientôt la plus grande partie, les deux yeux étaient toujours atteints également. L'attaque dure quinze à vingt minutes et persiste pendant cinq à à dix minutes de plus sur l'œil gauche; le scintillement disparaît peu à peu et la vision redevient de suite ce qu'elle était avant. Pas de céphalalgie consécutive.

Emmétropie. Acuité visuelle parfaite. Rien à l'ophthalmoscope.

Obs. IX (*Quaglino. Annali di ottalmologia* 1871). — Comte de R...., 64 ans. Accès d'hémiopie multiples à des époques indéterminées sans cause appréciable. Un nuage gros envahissait graduellement de bas en haut le champ visuel jusqu'à intercepter toute lumière; au bout d'une demi-heure le nuage commençait à se dissiper en sens inverse tant que tout fût rentré dans l'ordre. L'acuité de la vue ne s'en ressentait en aucune façon. Migraines fréquentes. M. Quaglino constata une dilatation des veines rétiniennes. Mais le malade était emphysémateux et la gêne de la circulation habituelle chez lui, de sorte que cette dilatation veineuse a peu d'importance pour l'explication d'un phénomène aussi fugitif.

Cette observation est un exemple d'amaurose partielle, temporaire, sans scintillement. M. le D' C..., ophthalmologiste très-distingué, a éprouvé des accidents analogues; voici les détails qu'il a eu l'obligeance de me donner.

OBSERVATION X (personnelle). A diverses reprises, M. C..., a éprouvé des phénomènes d'hémiopie très-marqués, c'était toujours la moitié supérieure ou inférieure de la rétine qui devenait insensible, de sorte que la moitié supérieure ou inférieure des objets fixés disparaissait. Ces phénomènes se sont reproduits une douzaine de fois avec une intensité et une durée variables. La première attaque survenue en 1864 a été beaucoup plus longue que celles qui ont suivi, et s'est accompagnée de troubles cérébraux inquiétants : perte absolue de la mémoire, difficulté de la marche, vertige. La durée des troubles visuels a été de près d'une demi-heure, mais les troubles généraux ont duré plusieurs heures. Il n'y avait pas de migraine proprement dite.

Les autres fois l'attaque d'hémiopie n'a guère persisté au delà d'une dizaine de secondes. Toujours le point de départ de l'affection a été dans un accès de dyspepsie.

M. C...., est emmétrope et possède une vue excellente.

Tout récemment j'ai pu observer, grâce à l'obligeance de mon collègue et ami M. Eymery, dans le service de M. Gallard, un cas d'hémiopie qui diffère de tous ceux qu'on a décrits, en ce que l'hémiopie occupe la moitié externe du champ visuel de chaque œil (hémiopie nasale), et que le scintillement se produit dans les parties respectées par le scotome.

OBSERVATION XI (personnelle). Marthe Foucart, 30 ans, cuisinière, entre à la Pitié le 15 janvier 1873, salle du Rosaire, lit n° 5.

Métrite chronique; pertes de sang répétées depuis neuf ans, mais surtout depuis trois ans. Grossesse trigémellaire, il y a neuf ans. Péritonite consécutive. Deux autres grossesses depuis, la dernière il y a deux ans.

Depuis huit mois, névralgie faciale à droite, très-douloureuse. Anémie très-prononcée et dyspepsie, etc.

Cette malade a eu il y a six mois une première attaque de scotome. Depuis, toutes les semaines, elle a de deux à trois attaques toujours identiques les unes aux autres.

Le début a lieu par l'apparition d'un nuage sombre qui masque complètement les objets dans les parties droite et gauche du champ visuel commun. Il lui semble qu'elle voit à travers une fente, la

partie centrale reste intacte. Au bout de trois minutes environ,
paraît le scintillement constitué par des zigzags lumineux, des disques brillants qui oscillent, mais uniquement dans la partie res-
pectée par le scotome. Aucun phénomène lumineux ne se produit
à la partie externe. Le malade s'étend sur un lit et les phénomènes
disparaissent peu à peu. La durée de l'attaque varie de cinq minutes à un quart-d'heure.

Souvent dans la journée, il survient un peu de céphalalgie,
mais au moment de l'attaque, il ne se produit aucun des phénomènes habituels de l'anémie cérébrale.

Emmétropie. Acuité visuelle satisfaisante. Rien à l'ophthalmoscope.

En résumé, il ressort de la lecture des observations
précédentes que deux phénomènes fondamentaux cons-
tituent l'amaurose partielle temporaire.

1° Un scotome de forme variable (hémiopie verticale
ou horizontale, simple scotome central ou un peu distant
de la macula) atteignant un seul œil ou les deux à la
fois, également ou inégalement. Ce trouble fonctionnel
peut constituer à lui seul toute l'attaque. (Wollaston-
Arago Pravaz. M. C.....) C'est à cette forme que con-
viendrait le mieux le nom d'hémiopie passagère.

2° Le scintillement qui suit le scotome : ses caractères
ont été donnés plus haut avec assez de soin pour que je
croie pouvoir me dispenser d'y revenir.

L'affection peut se compliquer de phénomènes généraux prenant même parfois une apparence de gravité :
embarras de la parole, perte de la mémoire. (Airy, M. C...)
Ou même paralysie passagère d'un membre (Piorry
Liveing.), vertiges, tintements d'oreille. Ces troubles ne
sont, en général, que les prodrômes d'une migraine in-
tense très-bien décrite par Piorry sous le nom de migraine ophthalmique; mais alors j'insiste sur ce point et

j'y reviendrai plus tard, ces divers symptômes morbides compliquent l'affection mais n'en font pas partie, ce sont des phénomènes concomitants mais non constituants.

Marche. Durée. Terminaison. — La durée de l'attaque varie d'un quart d'heure à une demi-heure exceptionnellement et se prolonge davantage ; plus fréquemment elle est écourtée, atténuée, le nuage est moins épais, le scintillement moins vif, la vision n'est qu'obscurcie et non supprimée. Ces crises avortées se voient de préférence quand l'affection dure depuis longtemps.

L'amaurose temporaire n'offre rien de régulier dans sa marche ; tantôt elle revient périodiquement, toutes les semaines, tous les mois, voire même tous les jours, tantôt il n'y a qu'une seule attaque. L'acuité visuelle n'en ressent aucune atteinte, même lorsque l'hémiopie se répète pendant des années, (trente-et-un ans dans une observation de M. Testelin (1).

L'examen ophthalmoscopique ne révèle aucune altération du fond de l'œil même pendant l'attaque (Forster).

PHYSIOLOGIE PATHOLOGIQUE.

Nous voici arrivé à la partie la plus difficile de notre tâche. Définir la nature d'une maladie, en déterminer le siége et le mode de production sont choses toujours très-ardues. Mais les difficultés augmentent quand il s'agit d'une affection où les fonctions du système nerveux sont seules en cause, et où l'on ne rencontre que des phénomènes subjectifs qu'aucune expérience ne peut reproduire.

(1) Supplément à Mackensie.

Les quelques auteurs qui ont parlé de l'amaurose temporaire ont émis, sur sa nature et son siége, des opinions
très-différentes.

Pour Airy, Forster de Wecker, c'est un phénomène
d'anémie cérébrale. Browster, Quaglino croient à un
spasme des artères de la rétine. Piorry n'y voit qu'un
trouble fonctionnel de la rétine, «une souffrance primi-
tive et spéciale propre aux parties périphériques du nerf
de l'œil (1). »

Nous allons examiner ces différentes théories.

Je rappellerai auparavant, pour bien poser les termes
de la question, quelques principes de physiologie. L'observation prouve que l'incitation du dehors, pour se trans-
former en image consciente, doit traverser plusieurs départements du système nerveux : L'expansion périphérique du nerf optique, la rétine, organe d'impression ; le
nerf lui-même organe de conduction, le mésocéphale
siége de la sensation brute, la masse opto-striée organe
de transmission ; la couche corticale organe de concep-
tion, où l'impression se transforme en idée.

Ce qui produit une incitation venue du dehors, une
incitation de cause interne se produit également suivant
la loi des manifestations excentriques.

Dans l'amaurose partielle temporaire, y a-t-il un ou
plusieurs de ces départements de frappés, et s'il n'y en
a qu'un, lequel est-ce?

1° L'amaurose temporaire est-elle un phénomène d'a-
némie cérébrale? Assurément ce n'est pas un phénomène d'anémie cérébrale étendue, car ce trouble morbide a des symptômes parfaitement connus et détermi-

(1) Piorry. Loc. cit.

nés, qui font absolument défaut dans l'attaque simple du scotome scintillant.

Ce n'est pas non plus une anémie des couches corticales, car outre qu'il serait bien difficile de comprendre que la lésion de ces parties ne produisit que des sensations lumineuses, celles qu'elles pourraient produire diffèrent totalement, comme physionomie, du scotome scintillant, le trouble fonctionnel de la substance grise, dans ses manifestations oculaires, produit l'hallucination visuelle, phénomène bien différent de l'amaurose temporaire.

2° Serait-ce une anémie de mésocéphale? J'avoue que je ne m'explique pas comment le défaut de sang pourrait n'intéresser que les racines du nerf optique, c'est-à-dire les tubercules quadrijumeaux, et cela pendant trente à soixante minutes, dans un espace aussi restreint où aboutissent toutes les sensations, tant sensorielles que tactiles, et où par suite la moindre extension du processus amènerait des troubles morbides les plus divers.

Il est une affection où ces troubles de circulation du mésocéphale sont très-probables, c'est la migraine. Dans ce cas les symptômes sont bien plus complexes.

3° Peut-on mieux se rendre compte des phénomènes en localisant le processus morbide dans les corps opto-striés? Mais on peut soulever les mêmes objections et avec bien plus de force encore, car dans les corps opto-striés les fibres du nerf optique sont très-vraisemblablement éparpillées.

Le scotome scintillant n'est donc pas un phénomène d'anémie cérébrale.

4° Est-ce un phénomène rétinien? Brewster le croit; la paralysie momentanée de la rétine serait causée par la pression des vaisseaux sanguins, sur la membrane nerveuse et en rapport avec la direction de ces vaisseaux. Ce qui, suivant cet auteur, lève tous les doutes à cet égard, c'est le phénomène qu'il observa un jour où il éprouvait une attaque très-intense, étant entré par hasard dans un appartement fort obscur, il constata que toutes les parties affectées de la rétine étaient légèrement lumineuses, ce qui, dit-il, est toujours la conséquence d'une pression sur cette membrane. L'argument ne me paraît point convaincant, car l'irritation du nerf optique produit des sensations lumineuses bien plus marquées encore.

Quaglino (1) croit à une ischémie de la rétine due à un spasme artériel; cette opinion se base sur l'hypothèse qu'il se produit dans ces vaisseaux quelque chose d'analogue à ce qui se produit, d'après Brown-Séquard, dans les vaisseaux artériels du cerveau, pendant le stade initial de la convulsion épileptique. Mais Quaglino n'a jamais constaté directement l'existence de ce spasme. Forster, Jakson et Liveing par contre, disent avoir pratiqué l'examen ophthalmoscopique pendant une attaque et n'avoir constaté aucune trace d'altération de la rétine ni aucun rétrécissement des vaisseaux de cette membrane.

Quant à M. Piorry, après avoir localisé le phénomène dans l'iris (irisalgie), il abandonna plus tard une opinion si peu conforme aux données physiologiques et supposa que la rétine en était le siége, mais ses arguments sont bien singuliers. « La preuve, dit-il, que c'est l'organe qui souffre, c'est que si l'on porte volontairement et

(1) G. Loc. cit.

mécaniquement avec le doigt le globe oculaire dans des sens divers, l'image se déplace avec lui (1). » Je ne sache pas qu'on ait jamais conclu qu'une névralgie du trijumeau, par exemple, siégeait dans la mâchoire parce que la douleur en suivait les mouvements. En somme, les auteurs qui localisent le scotome scintillant dans la rétine, ne donnent aucun argument solide en faveur de leur théorie et on peut lui faire plusieurs objections. La localisation dans la rétine ne rend pas compte des diverses formes d'hémiopie, elle n'explique guère mieux l'amaurose totale, car il faudrait admettre une lésion portant sur toute l'étendue des deux rétines; on ne conçoit pas de quelle nature pourrait être cette lésion passagère, puisque le spasme vasculaire doit être éliminé. Enfin, les déductions tirées de la pathologie ne lui sont pas favorables. En effet, dans cette hypothèse, quelle condition plus favorable à la production du phénomène que les affections inflammatoires de la rétine ou de la choroïde? Or, la sensation lumineuse subjective qu'on observe dans les rétinites et les chorio-rétinites, comme nous le verrons à propos du diagnostic, sont toutes différentes.

Le scotome scintillant n'est donc pas un phénomène rétinien. Dès lors, l'affection doit être localisée dans le nerf optique.

C'est là en effet l'opinion que j'adopte. Si j'ai suivi la méthode par exclusion toujours un peu longue, c'est qu'elle possède une puissance démonstrative plus grande; nous allons voir qu'on peut invoquer des preuves d'un autre ordre.

(1) Médecine pratique, t. VIII.

La physiologie nous apprend que le nerf optique, et
sous ce nom j'entends le nerf optique dans son sens le
plus large, l'appareil conducteur des sensations lumineuses, nerf optique proprement dit, chiasma bandelettes,
corps genouillés, ne répond à toute excitation quelle
qu'elle soit, que par la production de phénomènes lumineux subjectifs. Je n'ai pas à développer un fait aussi
bien établi, mais il ressort de là que le nerf optique
présente toutes les conditions nécessaires à la production des phénomènes fondamentaux de l'amaurose partielle temporaire dans ses diverses formes. Supposons,
par exemple, que l'influence morbide agisse sur la bandelette optique droite, il y aura production d'hémiopie
intéressant la moitié nasale du champ visuel droit et la
moitié temporale du champ visuel gauche. Suivant le
degré ou la nature de l'excitation, il surviendra soit une
simple lacune, un scotome, soit un scotome suivi de
scintillement, c'est-à-dire une anesthésie momentanée
du nerf, suivie ou non d'hyperesthésie.

Que le processus morbide atteigne le chiasma, les
deux yeux seront intéressés en totalité, qu'un seul nerf
optique soit atteint, l'œil correspondant seul le sera également, et dans tous ces cas le phénomène variera d'intensité et d'étendue, suivant la disposition et le nombre
des fibres nerveuses intéressées. En outre, le scotome
ne se dessine pas lorsqu'il revêt la forme hémiopique
par un bord net, séparant brusquement la partie aveugle
de la rétine de la partie restée saine, il y a une zone
incomplètement anesthésiée, phénomène qui s'explique
très-bien par la lésion du nerf optique et qui ne s'expli-
querait pas dans l'hypothèse d'une hémiopie de cause
cérébrale, où la ligne de démarcation est toujours nettement dessinée (de Wecker).

Enfin, la forme d'arche dentelée sur son bord concave
du scintillement, ou encore de polygone circulaire rap-
pelant, suivant la comparaison fort juste d'Airy et de
Fothergill, les angles des enceintes fortifiées, correspond parfaitement au mode de terminaison des fibres
du nerf optique dans l'hémisphère creuse représentée
par la rétine. A différentes reprises en répétant diverses
observations entoptiques, que décrit Helmoltz, j'ai été
frappé de l'aspect sous lequel se présentait ma macula.
Je l'aperçois toujours sous forme d'une ellipse à grand
axe horizontal, tout autour de l'anneau de Lœwe, je
vois une série d'arcades concaves jointes par leurs extrémités, au nombre de 12 à 14. Les angles qui résultent
de cette jonction regardent vers le centre de la macula.
Ces arcades sont animées de mouvements réguliers
d'ampliation et de resserrement dans tous les sens, et
le nombre de ces mouvements est exactement double
du nombre de pulsations cardiaques dans le même temps.

Or, si l'on vient à supposer que les arcades, au lieu
de se dessiner en brun comme à l'état normal, viennent
à prendre la coloration de la flamme électrique, l'on a
exactement la figure d'une attaque de scotome scintillant central, et les mouvements oscillatoires caractéristiques des phosphènes.

Or, manifestement les phénomènes lumineux se passent à l'extrémité des fibres nerveuses, tandis que le
centre de la macula reste sombre, parce que là il n'y
a que des grains et des cônes.

Il deviendrait bien plus difficile d'expliquer l'hémiopie dans l'hypothèse de l'entrecroisement complet des
nerfs optiques, dont MM. Michel et Mandelstamm se
sont faits récemment les défenseurs.

L'hémiopie peut donc être considérée comme un argument sérieux en faveur de la théorie de la semi-décussation.

Dans ses causes, dans son mode d'apparition, sa durée, sa marche, sa terminaison, l'ensemble des phénomènes qui souvent l'accompagnent ou la suivent, dans les moyens qui la soulagent même l'affection offre des analogies frappantes avec les névralgies. Il n'est pas jusqu'au scintillement qui ne rappelle, pour autant qu'il est possible de comparer une sensation visuelle à une sensation tactile, le fourmillement douloureux de certaines névralgies.

« Au début de la migraine, dit Piorry (1), il n'est pas rare qu'un des côtés de la langue ou de la face, que les membres inférieurs et surtout les supérieurs éprouvent un frémissement douloureux qui rappelle les oscillations de l'image dans l'œil, qui en a les caractères de vibration, etc. Cette sensation bizarre ressemble au sentiment pénible que l'on éprouve au bout des doigts, lorsqu'on s'est heurté le nerf cubital au coude. »

On ne peut nier l'analogie qui relie la névrose, j'allais dire la névralgie du nerf optique, à toute une série de troubles morbides se rapportant à des nerfs de sensibilité spéciale, et que M. Axenfeld a réunis sous le nom de Névroses sensorielles. Certains troubles de l'audition qui peuvent précéder la migraine, ou survenir isolés, les hyperesthésies et les dépravations passagères de l'odorat et du goût, la boulimie, la polydipsie, etc., sont aux nerfs auditif, olfactif, lingual, glosso-pharyngien, pneumogastrique, ce que l'amaurose temporaire est au nerf optique. De même peut-être l'exagération du besoin de respirer, du besoin sexuel, des envies fréquentes d'uriner ou d'aller à la garde-robe, tous symptômes qu'on voit quelquefois apparaître chez des sujets nerveux, en dehors de toute autre modification appréciable, dans la sensibilité commune des organes respiratoires, etc... et sans lésion matérielle.

Dans cette grande classe des névroses sensorielles, la névrose optique doit occuper une place au même titre que la sciatique dans les névralgies des nerfs de sensibilité commune.

Si maintenant nous allons plus loin, et si nous cherchons à pénétrer la cause intime de l'affection, nous arrivons au domaine de l'hypothèse. Y a-t-il là un phénomène vasculaire, un trouble des vaso-moteurs produisant par la contracture des artérioles l'ischémie du nerf, ischémie se traduisant d'abord par la suppression de conductibilité (cécité partielle), puis par des phénomènes d'excitation (scintillement)? Ce n'est là qu'une vue de l'esprit, possible, rationnelle, mais dont nous n'avons aucun moyen de fournir la démonstration. Toutefois cette hypothèse a pour elle l'appui d'excellents esprits. Observant sur lui-même, pendant un accès de migraine, la pâleur de la face, la dilatation pupillaire et le retrait de l'œil malade, puis la rougeur de la conjonctive et de l'oreille correspondante à la fin de l'accès, enfin l'état de dureté de la temporale, Dubois-Raymond fut frappé des rapports que présentait cet ensemble pathologique avec le tableau qu'avait donné Cl. Bernard de l'excitation du grand sympathique cervical. Il regarda donc la migraine comme une tétanisation des parois vasculaires innervées par le sympathique cervical, il supposa que les branches invisibles de la carotide et de la vertébrale étaient dans le même état que l'artère temporale. La participation

du centre cilio-spinal serait d'ailleurs accusée par l'existence fréquente d'un point douloureux au niveau des
apophyses épineuses correspondantes (Schacht). MM. Gu-
bler et Bordier (1) se rangent volontiers à cette théorie,
et font en outre ressortir, comme argument en sa faveur,
l'état de calme du cœur et l'aisance de la respiration
pendant un accès de migraine.

Or, si cette explication est applicable à la migraine,
pourquoi ne le serait-elle pas à la névrose optique qui en
est souvent le phénomène précurseur. Ne savons-nous
pas d'autre part, que l'on a cherché à interpréter de la
sorte toutes névralgies dites essentielles.

Je me hâte d'ajouter toutefois que je n'attache qu'une
importance secondaire à une théorie qui n'a pour elle que
d'être probable, et de rendre un compte satisfaisant des
troubles fonctionnels. C'est à des recherches ultérieures
à élucider ce point de pathogénie.

ÉTIOLOGIE.

Ma tâche se trouve fort abrégée si je suis parvenu
à établir qu'il s'agit ici d'une névrose, car je n'ai qu'à
renvoyer à l'étiologie générale des névralgies.

L'examen des observations montre, en effet, que l'amaurose temporaire s'observe presque uniquement chez des
individus prédisposés aux affections nerveuses, par cons-
titution ou par suite d'une cause débilitante prochaine
amenant une aptitude passagère. On retrouve toujours
un état névropathique : migraine, névralgie, hystérie,
anémie, etc... dans les antécédents.

(1) Loc. cit.

Forster raconte que chez lui les attaques sont survenues surtout après un travail prolongé à l'hôpital, après des repas insuffisants, une lecture faite en fumant. Chez moi il en a été de même; ainsi la première et la deuxième attaques survinrent, vers midi, au moment de prendre un repas que j'avais différé plus que de coutume, après une lecture prolongée et sous l'influence d'un état dyspeptique durant depuis plusieurs jours ; la troisième fois, vers deux heures de l'après-midi pendant une conférence d'internat, après un travail prolongé dans la matinée et un repas insuffisant pris à la hâte. Sans plus parler de causes banales, je me bornerai à insister sur quelques points spéciaux. Aussi l'application prolongée des yeux me paraît jouer un rôle déterminant bien marqué. Presque toutes les observations sont relatives à des médecins ou à des gens d'étude, ce qui contredit formellement l'assertion de Forster qui croit l'affection très-fréquente chez les individus atteints d'affections des yeux, qui en sont, au contraire, rarement atteints, du moins d'après notre observation personnelle. En deux ans, je n'ai pu recueillir que cinq observations d'amaurose temporaire chez des malades d'hôpital; encore ces malades, presque tous des femmes, exerçaient-ils beaucoup leurs yeux à de fins travaux de couture, etc.: tandis que j'en ai recueilli un nombre égal rien que parmi des médecins, ou parmi mes collégues. J'aurais pu même en relater un plus grand nombre si je n'avais tenu à ne noter que des cas très-nets. Il n'y a rien là d'ailleurs qui ne soit dans la règle, les organes qu'on exerce le plus sont aussi les plus exposés.

En outre, c'est l'œil droit qui habituellement, ou bien est seul attaqué, ou bien l'est à un degré plus élevé. Or, nous savons que lorsque nos deux yeux sont d'acuité égale, c'est de l'œil droit que nous nous servons surtout. La malade de l'observation IV, à qui le segment antérieur de l'œil gauche a été enlevé, a de fréquentes attaques de scotome scintillant; chez elle la sensibilité de la rétine explorée par les phosphènes persiste dans l'œil opéré, les phénomènes lumineux subjectifs pourraient par suite fort bien se produire de ce côté; or, ils ne se produisent jamais que dans l'œil sain ! Cela tient-il à ce que cet œil seul reçoit les excitations du dehors? C'est au moins vraisemblable.

Ainsi la fatigue de la rétine peut être invoquée comme cause déterminante.

Le travail de la digestion, surtout chez les dyspeptiques, est souvent la cause occasionnelle des troubles visuels, surtout si à ce moment l'on se livre à une lecture attentive; c'est dans ces conditions que survenait le plus souvent l'affection chez M. Piorry. (Communication orale.)

Quant à la fatigue de l'accommodation, a-t-elle une part dans la production de l'attaque? Il est impossible de rien dire de certain à cet égard. Les auteurs qui ont rapporté des cas d'hémiopie ne disent rien de l'état de la réfraction des yeux atteints. Mes observations personnelles sont trop peu nombreuses pour que je puisse rien avancer. Sur 10 cas que j'ai observés, 6 fois il y avait amétropie, dont un seul cas d'hypermétropie. C'est à l'étude des faits à éclaircir ce point.

DIAGNOSTIC

Le diagnostic de l'amaurose temporaire comprend deux questions : établir que l'on a bien affaire à cette affection, déterminer quelle en est la cause.

Le premier point est loin d'être aussi facile qu'on pourrait le croire au premier abord. Sans doute, lorsque le malade donne de l'attaque qu'il a éprouvée une description exacte, l'on ne saurait éprouver aucun embarras dans son jugement, mais la difficulté consiste précisément à obtenir cette description fidèle. On sait combien, même dans les affections les plus vulgaires, il faut souvent de peine pour débrouiller quelque chose dans les explications des malades. Or, quand il s'agit de phénomènes subjectifs dont le malade ne peut rendre compte, en supposant qu'il les ait bien observés, qu'en les comparant à des figures d'objets connus, la difficulté devient bien plus grande encore. En outre, il est une cause d'erreur fréquente contre laquelle le médecin doit se prémunir, c'est la tendance de beaucoup de malades à répondre toujours affirmativement plutôt que de se fatiguer l'imagination à chercher des comparaisons dont ils ne comprennent pas toute l'importance. Plusieurs fois je me suis heurté contre des difficultés de ce genre, et j'ai dû négliger plusieurs observations qui ne me donnaient pas toutes les garanties de clarté nécessaires, bien que je fusse convaincu d'avoir affaire au scotome scintillant.

L'interrogatoire doit donc être fait avec beaucoup de prudence, et mieux vaut laisser le malade s'engager dans des descriptions prolixes, où l'on trouvera çà et là des éléments suffisants de diagnostic, que de s'exposer à tomber dans la cause d'erreur dont je viens de parler : l'on pourra ensuite faire au malade la description d'une attaque typique, en lui demandant si c'est bien là ce qu'il a éprouvé, et celui-ci s'empressera de confirmer l'exactitude de votre description, et par suite de votre jugement.

Pour être complet, je devrais différencier successivement du scotome scintillant presque tous les phénomènes lumineux subjectifs qui, de loin ou de près, peuvent le simuler. Je me bornerai aux principaux, c'est ainsi que je ne ferai que signaler les stries, les nuages lumineux, les cercles analogues à des gouttelettes dont le milieu est brillant, les arcs-en-ciel dus au mucus qui passe devant la cornée et qui sont si fatigants dans certaines affections de la conjonctive. Toutes ces apparitions se modifient et s'effacent promptement par le battement des paupières.

De même, on reconnaîtra aisément la véritable nature de ces apparitions, dont le champ visuel de l'homme sain n'est jamais complètement débarrassé dans les ténèbres, chaos lumineux du champ visuel obscur qu'Helmotz a désigné sous le nom de lumière propre de la rétine. Ces figures sont particulièrement remarquables, lorsqu'on cherche son chemin en tâtonnant dans un espace inconnu, complètement obscur, parceque alors elles prennent la place des objets réels. Ce sont généralement des systèmes d'ondes circulaires colorées diversement, qui s'avancent plus ou moins lentement vers le centre visuel ; chez quelques observateurs, l'imagination aidant, elles prennent la forme de fantômes. Leur caractère est d'être modifiées à chaque mouvement

des yeux ou des paupières, et de disparaître instantané-
ment à la lumière.

Je ne cite que pour mémoire les images accidentelles
si marquées chez certains individus à rétine très-impres-
sionnable.

L'erreur n'est peut-être pas toujours aussi facile à
éviter de suite dans les affections que je vais énumérer
maintenant, en insistant davantage.

En général, quiconque éprouve une première attaque
d'amaurose temporaire, s'il possède quelques notions
d'ophthalmologie, lui permettant de chercher à qualifier
ce qu'il a éprouvé, se croit atteint de glaucôme. J'avoue
que c'est l'idée qui me vint à l'esprit la première fois
que j'en fus atteint. L'attaque de glaucôme foudroyant
avec cécité rapide, photopsie, douleur ciliaire violente,
occupant la moitié de la tête, vomissements, accable-
ment, simule assez bien une violente migraine ophthalmique.

Mais la ressemblance n'est que spécieuse. En effet,
dans le glaucôme, la cécité persiste bien au delà des
quelques minutes qui suffisent au scotome scintillant
pour naître et disparaître. Si la vision, dans le glaucôme,
se rétablit, ce n'est que peu à peu, en quelques jours,
et jamais l'acuité visuelle ne redevient ce qu'elle était.

Enfin, il y a des lésions physiques qui manquent totalement dans l'amaurose temporaire.

Dans sa forme chronique, le glaucôme est plus insi-
dieux, et souvent moins bien caractérisé. Avant de
prendre une marche continue, l'amblyopie présente
souvent de véritables accès quotidiens, sinon hebdoma-
daires, mensuels, voire même annuels. Dans les cas de
ce genre, le trouble de la vue se déclare le matin et se

dissipe vers le milieu du jour, ou bien n'apparaît que le soir. Ces accès amblyopiques s'associent souvent à des névralgies supra et infra-orbitaires, hémilatérales ; il peut y avoir des sensations lumineuses d'éclairs, d'étincelles, mais un symptôme presque constant est le phénomène d'irisation, d'arc-en-ciel autour de la flamme d'une lampe, etc., le globe de l'œil est plus dur, et l'ophthalmoscope révèle des lésions intra-oculaires caractéristiques.

Dans certaines affections de la choroïde caractérisées par une desquamation épithéliale des régions équatoriales, on observe des sensations lumineuses qui pourraient à la rigueur en imposer. Les personnes atteintes de cette affection, généralement des femmes jeunes, souvent dysménorrhéiques, se plaignent d'apercevoir sans cesse des anneaux clairs, brillants, mais non colorés, qui encadrent pour ainsi dire les objets. Ces anneaux ne disparaissent jamais complètement, mais deviennent surtout sensibles lorsque les malades passent d'un milieu éclairé dans un milieu obscur.

Très-analogues sont les phosphènes qui fatiguent tant les malades atteints de chorio-rétinite syphilitique, dont M. Forster vient de faire une étude si complète (1).

J'emprunte à mon excellent maître, M. de Wecker, la description qu'il en a faite dans une de ses récentes leçons cliniques.

« Si l'on examine le champ visuel des malades affectés de chorio-rétinite syphilitique à un faible éclairage ou avec la couleur rouge, on constate des scotomes qui ont la forme de cercles concentriques au point de fixation ;

(1) Archiv für ophthalmologie, vol. XX, p. 33.

souvent des ramifications partent de ces anneaux et sillonnent en tous sens la périphérie du champ visuel, et donnent à ce dernier une forme réticulée.

« Les phosphènes se produisent exactement sur ces points aveugles, ils y sont animés d'un mouvement oscillatoire, analogue à celui d'une colonne d'air chauffé et parcourant régulièrement l'étendue du scotome. Jamais il n'y a production d'étincelles. Les impressions lumineuses ont une coloration variable, rouge ou verte ; ces phosphènes surviennent dès que le malade passe des ténèbres à la lumière. »

Plusieurs malades me les ont dépeintes sous forme de petits disques brillants qui se meuvent circulairement suivant la forme du scotome.

On voit par cette description, qu'indépendamment des signes ophthalmoscopiques et des troubles fonctionnels, il y a dans la physionomie des phosphènes des caractères suffisants pour qu'aucune confusion avec le scotome scintillant ne soit possible.

Un malade privé de la vision d'un œil par un traumatisme quelconque, peut être atteint d'amaurose temporaire ; la malade de l'observation IV est un exemple de cette coïncidence rare évidemment. Qui pourra se défendre en pareil cas de l'appréhension d'une ophthalmie sympathique ? Ici, l'intérêt du malade exige une décision prompte, et l'on comprend l'importance d'un diagnostic exact, quand ce ne serait que pour éviter au malade les ennuis et les inquiétudes d'examens réitérés. Ce n'est pas avec les formes graves, rapides de l'ophthalmie sympathique que la confusion serait possible, l'iritis et l'irido-cyclite ont une symptomatologie trop différente ; c'est la forme légère, atténuée, avec photophobie, étincelles en flammèches, larmoiement, manque d'énergie dans la vision et dans l'accommodation qu'on pourrait avec plus de raison redouter ; mais, tous les symptômes que je viens d'énumérer, sont étrangers à l'hémiopie passagère qui ne réagit en rien sur l'acuité visuelle. Toutefois, la question de l'ophthalmie sympathique est loin d'être entièrement élucidée, et l'étude de l'amau- rose temporaire n'est qu'ébauchée. L'irritation des nerfs ciliaires, dans un œil atteint d'un processus inflammatoire chronique, peut-elle causer la névrose du nerf optique de l'autre œil, comme elle cause dans certains cas l'in- flammation et l'atrophie, ainsi que l'a établi mon ami le Dr Dransart (1)? C'est à l'observation ultérieure des faits pathologiques à répondre à cette question. Dans tous les cas, ce ne serait pas une forme grave, puisque, en dehors des attaques qui ont beaucoup diminué sous l'influence d'un traitement tonique chez la malade de l'observation IV, l'acuité visuelle n'a subi aucune atteinte.

Un trouble visuel, avec lequel il serait plus facile de confondre l'amaurose temporaire, est dû à la fatigue du muscle ciliaire, à l'asthénopsie accommodatrice; il y a plusieurs erreurs de diagnostic de ce genre dans l'ou- vrage de M. Piorry. Au bout de quelque temps d'une lecture attentive, de fins caractères surtout, le livre semble s'éloigner, un brouillard masque les objets, puis, parfois, des phosphènes de forme et d'éclat variés sur- viennent ; un peu de repos, quelques lotions fraîches sur les paupières font disparaître ces phénomènes qui peuvent ne pas tarder à se manifester de nouveau et qui s'accompagnent de douleurs ciliaires.

(1) Thèse de Paris, 1873.

L'examen de l'œil révèle dans ces cas, la plupart du temps, une hypermétropie, et des verres appropriés mettent le malade à l'abri du retour de ces troubles fonctionnels.

En dehors des affections oculaires proprement dites, divers troubles cérébraux peuvent s'accompagner de phénomènes lumineux subjectifs, capables jusqu'à un certain point d'être confondus avec le scotome scintillant.

En premier lieu vient l'anémie cérébrale. Nous avons vu que plusieurs auteurs avaient considéré le scotome scintillant comme un phénomène d'anémie cérébrale. J'ai essayé de réfuter cette théorie qui repose sur un examen trop superficiel des faits. Ce qu'on observe en effet dans l'anémie cérébrale, c'est un brouillard qui obscurcit subitement tout le champ visuel, des points noirs, rouges ou brillants semblent voltiger devant les yeux, en même temps, le malade éprouve un sentiment de défaillance, une tendance à la syncope, des vertiges, des tintements d'oreille, des nausées, etc...; l'intensité des phénomènes varie, mais il y a là un ensemble de troubles morbides qu'on rencontre toujours et qui surviennent dans des circonstances déterminées : à la suite d'hémorrhagies ou de flux abondants, dans la convalescence de maladies longues, surtout lorsque le malade passe brusquement du décubitus dorsal à la station ou à la position assise ; dans les affections organiques du cœur, l'insuffisance aortique notamment, etc....

Si l'on m'objecte que la position déclive de la tête qui fait disparaître les troubles anémiques a également une influence manifeste sur la marche du scotome scintillant, je répondrai que l'afflux du sang vers le centre cilio-spinal peut fort bien modifier l'état spasmodique supposé des artères, un courant d'air froid, une émotion vive produisent le même effet, il n'y a point là une raison suffisante de conclure à l'identité de nature de deux affections si différentes par leurs autres manifestations.

L'hypérémie cérébrale produit des éblouissements très-analogues à ceux de l'anémie en même temps que des phénomènes généraux, bien connus. Dans les cas graves les visions colorées sont plus accentuées et il s'y joint de véritables hallucinations.

Peut-on confondre celles-ci avec les phénomènes lumineux subjectifs de l'hémiopie? Assurément non. L'hallucination est toujours le symptôme d'un état pathologique du cerveau qui peut tenir à une lésion organique, une fatigue excessive ou une intoxication. Que l'halluciné croie à la réalité de ses visions, distinction péremptoire, ou qu'il ait conscience de la fausseté de ses sensations, cas bien plus rare, la différence n'est pas moins tranchée.

L'hallucination est toujours la transformation de l'idée en sensation; le malade croit apercevoir un objet et ne parvient qu'à grand'peine, par le raisonnement, à perdre cette conviction. Dans le scotome scintillant, le malade perçoit des flammes, des zigzags lumineux; en analysant ces visions son imagination leur prête des formes connues, mais le malade n'aperçoit pas ces objets, il compare ses visions à ces objets, ce qui est bien différent.

Peut-on confondre l'amaurose temporaire avec l'amaurose hystérique? Évidemment il n'y a pas de distinction à établir quand l'hystérie, ce qui paraît assez fréquent, est la cause de l'hémiopie; mais si l'on réserve le nom d'amaurose hystérique à ces amblyopies, sans lésions opthalmoscopique, ordinairement monoculaires s'accom-

pagnant d'hémianesthésie ou d'hémiplégie du même côté
du corps et persistant avec une intensité variable des
semaines et des mois, pour disparaître subitement un
jour sans laisser de trace, la distinction est facile par les
caractères mêmes que je viens d'énumérer.

J'arrive maintenant à la seconde partie de diagnostic:
la névrose optique est-elle essentielle, est-elle symptoma-
tique?

Suivant Forster, elle peut être un accident d'une tumeur
cérébrale, et il cite à l'appui l'exemple de Wollaston qui
avait éprouvé deux attaques d'hémiopie, et à l'autopsie
duquel on trouva une tumeur cérébrale de la 'couche
optique avoisinant la bandelette optique droite. La relation est possible mais ne me paraît pas prouvée. J'ai fait
personnellement de nombreuses recherches sur les
tumeurs cérébrales surtout au point de vue de leurs rela-
tions avec la neuro-rétinite; dans aucune observation je n'ai
trouvé noté le scotome scintillant. Grâce à l'obligeance de
mes collégues des hôpitaux à qui je saisis cette occasion
de témoigner toute ma reconnaissance, j'ai pu examiner et
interroger plus de trente malades atteints de cette affection, jamais je n'ai rencontré le scotome scintillant. En
outre, l'exemple de Wollaston ne me paraît pas heureusement choisi. Dans son mémoire Wollaston rapporte deux
attaques d'hémiopie, sans scintillement, qu'il éprouva l'une
vingt ans, l'autre quinze mois avant de faire son travail ;
je ne sais combien il survécut, mais j'ai peine à croire que
la tumeur cérébrale dont il mourut après être revenu hémi-
plégique ait eu une évolution si lente. Je crois donc être en
droit de conclure que si cette relation existe elle est du
moins fort rare, et que l'amaurose partielle temporaire doit
être classée parmi les névroses dites essentielles c'est-à-

dire dont la cause intime nous échappe, et cette conclusion, est celle que l'on pose *a priori*. Car une affection aussi transitoire ne peut être causée par une une lésion permanente.

PRONOSTIC.

Ainsi qu'il ressort de tout ce qui a été déjà dit, l'amaurose temporaire n'est pas une affection grave, mais elle préoccupe et inquiète beaucoup de malades; elle peut être indirectement cause d'accidents. La malade de l'observation III est souvent obligée de s'arrêter brusquement là où elle se trouve au moment où survient l'attaque, et d'attendre sans bouger pour ne pas s'exposer à être heurtée par les passants ou les voitures : de même les accès peuvent apporter une gêne véritable par leur fréquence (maladie de Testelin, 8 à 10 accès par jour) (1); heureusement une pareille fréquence est rare. Jamais l'affection n'a été suivie de troubles persistants de la vision, mais elle peut demeurer rebelle à tous traitements. Le pronostic sera nécessairement plus favorable si l'on peut rapporter le trouble visuel à un état d'anémie ou de nervosisme passager.

TRAITEMENT

Le traitement doit s'attaquer à la cause productrice, il doit avant tout être prophylactique : combattre l'état nerveux, la dyspepsie, l'anémie, l'hystérie etc. par les moyens appropriés constitue la première indication.

(1) In supplément aux Traités des maladies des yeux de Mackensie.

Le malade devra éviter les travaux d'esprit et l'application prolongée des jeux, surtout à jeun ou immédiate-
ment après le repas.

Le sulfate de quinine a été administré dans des cas où
il semblait y avoir une certaine périodicité, mais sans
succès, il est vrai qu'il ne s'agissait pas d'intoxication pa-
ludéenne.

Le résultat serait probablement tout autre si, ce qui
est possible, mais non encore prouvé, l'affection était
franchement intermittente.

Quand l'affection constitue le stade initial de la migraine (irisalgie de Piorry), c'est contre la migraine
que devra être institué le traitement. Je me garderai
bien de préconiser aucun de ceux qui ont amené des succès ; leur nombre est trop considérable, et tous comp-
tent leur contingent de succès.

Lorsque l'attaque survient, on peut essayer de plusieurs moyens pour la faire disparaître ou l'abréger.

Deux fois j'ai réussi à abréger un accès en me plaçant
la tête dans une position déclive.

Une troisième fois, l'impression de l'air frais sur le
visage produisit le même résultat.

On pourrait essayer de la flagellation de la figure avec
une serviette imbibée d'eau froide.

L'ingestion d'un verre de vin ou d'une liqueur alcoo-
lique quelconque peut avoir un heureux effet, surtout si
l'affection survient après un jeûne prolongé ou après un
trouble de la digestion à peine commencée.

Le café noir, par contre, me paraîtrait plutôt prédis-
poser à l'affection.

Par ces moyens employés après l'attaque et joints au

repos des yeux, M. Piorry prétend prévenir souvent l'accès de migraine consécutive. Mais, lorsqu'il obtenait ces succès, M. Piorry n'avait-il pas affaire à des cas de scotome scintillant pur et simple, et, dès lors, ne prévenait-il pas des accès qui ne devaient pas arriver ?

CONCLUSIONS.

Le scotome scintillant est une affection bien distincte qui peut survenir isolément ou précéder la migraine.

Elle est constituée par une hémiopie de forme variable, habituellement suivie de phosphènes scintillants de forme déterminée.

Elle ne s'accompagne d'aucune lésion appréciable à l'ophthalmoscope.

Sa durée varie de quelques minutes à une heure et plus.

Le siége de l'affection est l'appareil conducteur des impressions lumineuses.

Elle appartient à la classe des névroses essentielles.

Elle reconnaît les mêmes causes que les névralgies en général.

Elle n'a aucun retentissement fâcheux sur la vision.

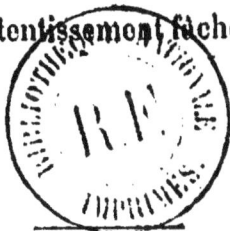

A. PARENT, Imprimeur de la Faculté de Médecine, rue M.-le-Prince,